DIE BESTE MORGENROUTINE

Die **10** goldenen Regeln für einen erfolgreichen Start in den Tag

Suleman R. Bhatti

Inhalt

Vorwort – Meine Routine aus der Vergangenheit

Haben Sie sich schon einmal Gedanken darüber gemacht, warum Sie möglicherweise jeden Morgen absolut keine Energie und keine wirkliche Lust haben aus dem Bett aufzustehen. Geht es Ihnen heute auch so, dass Sie es zeitlich nicht schaffen morgens zu frühstücken? Sie gehen duschen, putzen sich die Zähne, ziehen sich an und trinken schnell Ihren Kaffee, bevor Sie in den wahnsinnigen Alltag starten? Jeden Tag fühlen Sie sich auf der Arbeit nicht fit genug und schläfrig. Sie würden am liebsten jeden Morgen Ihren Wecker gegen die Wand werfen und einfach weiterschlafen? Genau so ging es mir auch jeden Tag.

An einem Tag habe ich mich echt gefragt, ob mir der Morgen nicht noch mehr bieten kann, als das? Jeder Mensch wünscht sich glücklich, fit und gesund zu sein. Es fühlte sich aber bei mir ganz im Gegenteil an. Ich war nicht wirklich fit, noch war ich wirklich vollkommen gesund. Heute kann ich zurückblicken und bewusst sagen, dass diese zwei wichtigen Elemente in meinem Leben nicht vollständig da waren. Ich hatte weder Energie über den Tag hinaus, noch hatte ich eine gesunde Lebensweise. Jeden Tag war mindestens eine Dose

Energy Drink Pflicht. Ich habe damals auch jeden Tag ein Päckchen Zigaretten geraucht Als ob das nicht genug war, habe ich mich zudem auch noch sehr ungesund ernährt. Obst und Gemüse waren für mich wie fremdes Essen.

Ich hatte in meinem Leben sehr viele glückliche Momente und bin, bis heute dankbar für alles was ich habe, insbesondere für alle Menschen, die ein Teil in meinem Leben sind. Das Glück an sich ist sehr kompliziert zu definieren. Jeder Mensch hat seine eigene Ansicht zu diesem Thema. Für mich bedeutet Glücklichsein nicht, dass man jeden Tag mit einem Dauergrinsen durch das Leben geht. Jeder Mensch hat mal Tage, an denen er sich nicht wohlfühlt und an denen er nicht überglücklich ist. Es ist aber möglich mit einigen Veränderungen im Leben einige Elemente zu stärken, sodass Sie sich in Summe einfach viel energievoller, selbstbewusster und konzentrierter fühlen.

Ich habe damals kaum Sport getrieben und war, um ehrlich zu sein, mit meinem Körper nicht zufrieden. Nach vielen erfolglosen Versuchen abzunehmen war ich irgendwann frustriert und habe immer Ausreden gesucht, warum ich heute nicht ins Training gehen kann. Warum ich nicht auf diese leckere Pizza verzichten kann. Warum ich nicht auf die Tüte Chips jeden Abend verzichten kann. Warum ich nicht jeden Tag auf eine Tafel Schokolade verzichten kann. Ich habe mich selbst belogen mit Glaubenssätzen wie: „Komm eine Dose Energy Drink macht doch nichts aus. Ein bisschen Schokolade kann doch nicht schaden. Heute kann ich mit dem Rauchen nicht aufhören, weil nächste Woche die Party ansteht. Da kann ich nicht auf die Zigaretten verzichten. Heute war die Arbeit echt hart und ich habe keine Lust jetzt noch Gewichte zu stemmen. Ich hole es morgen nach.“

Wissen Sie, dass man sich in diesem Moment zwar sicher ist, dass man es am nächsten Tag nachholt, aber die Realität ganz anders aussieht. In Wahrheit sind das nur Ausreden, mit denen ich mich selbst belogen habe.

Irgendwann habe ich mir selbst die Frage gestellt, ob ich mich wirklich so sehr hasse? Eigentlich muss man sich selbst doch am meisten lieben oder meinen Sie nicht? Egoismus im gesunden Maße ist zwingend erforderlich, um Selbstvertrauen und Glück im Leben zu haben. Selbstverständlich soll man jetzt nicht die Liebsten in der Familie ausblenden und nur noch an sich selbst denken. Das kann auch sehr negative Folgen haben.

Man sollte, aber auch an sich selbst denken und sich folgende Fragen stellen: „Bin ich zufrieden mit dem WER ich bin und WAS ich mache? WAS will ich in meinem Leben erreichen? WIE kann ich das erreichen? Gibt es Zwischenziele, die ich erreichen muss, um am Ende mein eigentliches Ziel zu erreichen?“

In diesem Buch geht es hauptsächlich um einige Veränderungen in Ihrem Leben. Diese Veränderungen haben sich sehr positiv auf mein Leben ausgewirkt und das in allen wichtigen Bereichen. Lernen Sie von Kapitel zu Kapitel meine zehn goldenen Regeln zur Veränderung meiner Morgenroutine.

Jeder Mensch hat seine eigene Morgenroutine. Wenn Sie jetzt denken, dass Sie eigentlich keine Morgenroutine haben, weil Sie jeden Morgen einfach schnell duschen, sich umziehen und im letzten Moment auf die Arbeit hetzen, dann muss ich Sie darauf hinweisen, dass diese Faktoren Ihre Routine jeden Morgen ausmachen. Dazu zählen, das energielose und lustlose Aufstehen, sowie das schnelle duschen und das Hetzen auf die Arbeit. Wir dürfen natürlich den Kaffee, den Sie morgens noch schnell trinken nicht vergessen und eventuell auch nicht die Zigarette, die Sie dabei rauchen.

Ich beschreibe Ihnen kurz meine Morgenroutine aus der Vergangenheit.
Jeden Abend stellte ich auf meinem Smartphone vier Wecker. Trotz Schlummertaste habe ich vier Wecker gebraucht, da ich jeden Morgen Schwierigkeiten hatte aus dem Bett zu kommen. So eine Person ist auch bekannt, als „Morgenmuffel“.

Nachdem ich dann jeden Morgen meinen vierten Wecker, nach 2 Schlummerphasen realisiert hatte und nun „wach“ war, nahm ich als erstes direkt mein Smartphone in die Hand. Ich bin kurz auf alle Social Media Apps gegangen und habe mir einige Neuigkeiten angeschaut. Ich bin Richtung Balkon gelaufen, in einem echten Leichenmodus und habe beim Smartphone checken auch noch meine erste Zigarette angezündet. Nachdem ich dann fertig war mit dem Rauchen, ging es direkt in die Dusche. Ich habe es immer bevorzugt warm zu duschen. Danach habe ich mich angezogen und bin direkt aus dem Haus gegangen. An der Tankstelle um die Ecke, habe ich mir, und das jeden Morgen, einen Donut und ein Energy Drink gekauft. Die erste Flüssigkeit, die ich zu mir nahm, war tatsächlich ein Energy Drink. Kaum zu glauben, aber wahr. Ich bin mir sicher, dass es heute auch Menschen gibt, die genau so handeln.

Ich bin heute überglücklich, dass meine Morgenroutine nicht mehr so verantwortungslos ist. Verantwortungslos mir selbst gegenüber, meinem Körper und meinem Geist gegenüber. Ein Vergehen, für das der Körper irgendwann jeden bestrafen wird.

Lassen Sie sich in den nächsten Kapiteln von den zehn wichtigen Regeln inspirieren und testen Sie diese auch für sich selbst aus. Ich garantiere Ihnen eine positive Veränderung in Ihrem Leben.

Regel 1 – Vermeiden Sie für eine Stunde Ihr Smartphone

Wenn Sie morgens Ihren Wecker hören und aufwachen, befinden Sie sich in einer Phase zwischen dem Schlaf und Wachsein. In dieser Phase ist es sehr lästig sich auf das Smartphone zu konzentrieren. Ich hatte in dieser Situation immer ein Auge zu und habe mit einem Auge versucht mich auf das Display und den Inhalt zu konzentrieren. Das ist alles andere als gut, wenn Sie morgens direkt Ihre Augen dermaßen belasten.

Es gibt auf dieser Welt schreckliche Sachen die passieren, aber müssen Sie zwingend die Informationen direkt erhalten, sobald Sie Ihre Augen aufmachen? Kann Ihr Smartphone nicht eine Stunde warten, bevor Sie da rann gehen? Wenn Sie Ihren Wecker über Ihr Smartphone eingeschaltet haben, dann haben Sie keine andere Wahl, als an Ihr Handy zu gehen und den Wecker auszuschalten.

Vermeiden Sie jedoch alle Social Media Apps morgens, wenn Sie aufwachen. Möglicherweise lesen Sie in diesen Moment Nachrichten von anderen Personen oder schauen sich irgendwelche Neuigkeiten an. Stellen Sie sich jetzt vor, Sie würden schlechte Nachrichten oder schlechte Neuigkeiten lesen. Diese Negativität, die Sie morgens nach dem Aufwachen fühlen, tragen Sie den restlichen Tag mit sich. Es ist zwingend erforderlich, dass Sie Ihrem Gehirn, Ihren Augen und Ihrem Geist diesen Gefallen jeden Morgen tun und den Kontakt zu Ihrem Smartphone vermeiden.

Ein bekannter Spruch sagt folgendes aus: „Wenn Du die erste Stunde am Tag gewinnst, dann gewinnst Du den ganzen Tag.“ *(„If you win the first hour of your day, you win the day.“)*

Ich persönlich stehe vollkommen hinter diesem Spruch, da dieser zu hundert Prozent stimmt. Wenn Sie morgens Energie tanken und Ihrem Geist und Ihrem Körper die nötige Zeit geben aufzuwachen, dann werden Sie den Tag überragend meistern.

Seitdem ich morgens eine Stunde den Kontakt zu meinem Smartphone vermeide, fühle ich mich jeden Tag viel lebendiger und vollkommen. Es gibt Apps, die werden von einer Person am Tag durchschnittlich 45 Mal geöffnet. Es ist uns gar nicht bewusst, wie viel Zeit wir eigentlich mit dem Smartphone vergeuden. Ein Smartphone wurde erfunden, um uns das Leben einfacher zu machen und nicht, um jeden Tag mehrere Stunden damit zu verbringen.

Achten Sie beim nächsten Mal auf die Uhr, wenn Sie abends vor dem Schlafen an Ihrem Smartphone sind. Vor dem Schlafen müssen Sie sich erholen. Anstatt Stunden mit dem Smartphone zu verbringen, empfehle ich Ihnen jeden Abend zu lesen. Dadurch entwickeln Sie sich und Ihre Persönlichkeit weiter, zudem lernen Sie auch viele neue Sachen kennen. Die Rede ist natürlich von interessanten Sachbüchern, die für Sie infrage kommen und die Sie interessieren.

Es gibt auch Smartphones, da lässt es sich statistisch anzeigen, wie oft man welche App am Tag benutzt hat. Bitte erschrecken Sie sich nicht, wenn Sie das gleich im Nachgang machen. Im Durchschnitt sind es ungefähr drei bis vier Stunden, die ein Mensch mit dem Smartphone verbringt. **Das ist unfassbar!**

Nutzen Sie Ihr Smartphone nur als Unterstützung, um Zeit zu sparen und verschwenden Sie keine Zeit damit. Das Leben ist zu kurz und die Zeit zu kostbar, um sich im Smartphone anzuschauen, wie andere Menschen, die wir nicht mögen, Ihr Essen fotografieren oder Bilder posten, um sich wertvoller zu fühlen. Anstatt das Leben andere Menschen zu beobachten, sollten Sie Ihr eigenes Leben leben!

Wenn Sie sich das jetzt vorstellen, wird Ihnen womöglich der Gedanke verfolgen, dass es nicht einfach sein wird. Lassen Sie mich eines klarstellen.

Wenn Sie im Leben erfolgreich sein möchten, egal in welcher Hinsicht, wird es niemals einfach. Jeder erfolgreiche Mensch muss seine Selbstdisziplin stets stärken und weiterentwickeln. Hierbei handelt es sich nicht um eine Sucht, wie beim Rauchen, sondern um eine Gewohnheit. Eine Gewohnheit können Sie sehr leicht verändern, indem Sie sich umgewöhnen.

Anstatt ans Handy zu gehen gibt es noch viele andere Möglichkeiten sich zu beschäftigen. Viele weitere Vorhaben werden Sie in den nächsten Regeln zu lesen bekommen.

Starten Sie damit morgen und vermeiden Sie in der ersten Stunde den Kontakt mit Ihrem Smartphone. Falls Sie Ihren Wecker über Ihr Handy einschalten, dann ist das Einzige was Sie morgen früh in der ersten Stunde, nach dem Aufwachen machen, den Wecker deaktivieren. Nutzen Sie diese Zeit für sich und nicht für andere Menschen.

Regel 2 – Trinken Sie jeden Morgen lauwarmes Wasser

Sie haben es höchstwahrscheinlich irgendwo schon einmal gehört, dass es für den Körper von Vorteil ist, wenn Sie nach dem Aufwachen zwei Gläser

Wasser trinken. Ich kann dieser Aussage nur zustimmen. Es ist tatsächlich so, dass der Körper über Nacht Wasser verliert. Aus diesem Grund ist es elementar wichtig, dass Sie Wasser als erste Flüssigkeit zu sich nehmen.

Wenn ich an meine Vergangenheit denke, dann war es bei nicht das Wasser, sondern Energy Drink. Ich habe jeden Morgen auf dem Weg zur Arbeit Energy getrunken. Einige meiner Mitarbeiter haben mich dann immer so fragwürdig angeguckt, wenn ich die Dose auf dem Weg zur Arbeit noch nicht leer hatte und sie in mein Büro getragen habe. Es gibt heutzutage viele Personen, insbesondere die jüngere Generation, die sich jeden Tag mit Energy vollpumpen. Über die Folgen wird oft spekuliert, aber sich in dieser Hinsicht zu verändern, ist bei den meisten dieser Personen keine Option.

Es ist ähnlich wie beim Rauchen, nur dass das Rauchen wesentlich schädlicher ist, in meinen Augen. Jeder Raucher ist sich über die Gefahren und die möglichen Konsequenzen bestens informiert, aber raucht trotzdem weiter.

INFO: Falls Sie Raucher sind und damit aufhören möchten, empfehle ich Ihnen mein Buch „Endlich frei – Rauchen aufhören in wenigen Tagen“.

Wenn Sie auch zu den Menschen gehören, die morgens als erste Flüssigkeit eine Art Energy Drink zu sich nehmen, dann empfehle ich dringend diese Gewohnheit abzustellen. Ich werde das Gefühl nicht los, dass auch jegliche Energy Getränke süchtig machen. Zwar nicht so intensiv wie Nikotin, aber trotzdem ein Suchtmittel beinhalten.

Abgesehen davon, dass unser Körper über Nacht Wasser verliert, gibt es noch weitere Gründe, warum wir morgens nach dem Aufwachen Wasser trinken sollten. Die Rede ist von lauwarmem Wasser. Kaltes Wasser muss der Körper erst einmal auf Magentemperatur bringen und verbraucht dadurch Energie. Lauwarmes Wasser zu trinken, ist die einfachste Art zu detoxen. Anhänger der Traditionellen chinesischen Medizin nutzen warmes Wasser schon seit jeher zur Entgiftung. Durch die erhöhte Temperatur des Getränks können Schadstoffe im Körper leichter gelöst und abtransportiert werden.

Der Stoffwechsel und somit auch die Verdauung werden angeregt. Nach dem Trinken dehnen sich die Blutgefäße im Körper aus, das Wasser gelangt so schneller in den Magen und kann dort helfen, aufgenommene Nahrung in ihre Einzelteile zu zerlegen.

Zusätzlich regen Sie auch den Kreislauf an und sind dadurch schneller wach. Es liegt daran, dass die Körpertemperatur leicht erhöht wird und wir somit einen Energieschub bekommen.

Ich hatte mich irgendwann dazu entschlossen diesen Punkt auch fest zu meiner Morgenroutine aufzunehmen. Am Anfang hatte ich immer das Problem, dass ich morgens nie daran gedacht habe. Nun, es gibt zwei Möglichkeiten daran zu denken.

Die erste Möglichkeit ist, dass man eine Liste für seine Morgenroutine führt. Dadurch vergisst man auch nichts und kann die Punkte, die gemacht wurden abhaken.

Die zweite Möglichkeit ist, dass man ein Glas Wasser auf sein Nachtschrank stellt, um am Morgen das Trinken nicht zu vergessen. Halten Sie trotzdem eine kleine Wasserflasche bereit, falls Sie nachts aufstehen, wenn Sie Durst haben. So vermeiden Sie, dass Sie nachts aus dem Glas trinken.

Im Endeffekt muss jeder für sich selbst entscheiden, wie er all die Regeln dann umsetzen möchte. Meine Empfehlung ist zu Beginn tatsächlich eine Liste zu führen. Zu diesem Thema werden wir aber am Ende nochmal eingehen, sobald Sie alle Regeln gelesen haben.

Sie werden von Tag zu Tag merken, wie diese goldenen Regeln Ihr Leben verändern. Es gibt auch einige Sachen, die Sie abends vorbereiten müssen, um diese dann am Morgen umsetzen zu können. Der wichtigste Punkt im Leben sind die Ziele und der Sinn, der sich dahinter verbirgt. Wir müssen morgens wissen, warum wir aufstehen und was wir an diesem Tag machen möchten. Wenn wir morgens aufstehen und keine Ziele haben, dann können wir auch im Bett liegen bleiben und weiterschlafen.

Bevor wir zur nächsten Regel kommen, möchte ich kurz nochmal zusammenfassen, was die zweite Regel besagt. Trinken Sie nach dem Aufwachen ein oder zwei Gläser lauwarmes Wasser, um den Kreislauf in Gang zu bringen und aufzuwachen. Sie können mit der Zeit das eine Glas auf zwei oder drei Gläser erhöhen. Starten Sie aber mit einem Glas, damit es zu einer Gewohnheit wird.

Regel 3 – Setzen Sie sich berufliche und private Tagesziele

Ich habe im letzten Kapitel kurz erwähnt, dass Sie jeden Abend eine Vorbereitung auf den nächsten Tag machen müssen. Sie müssen Gründe haben, um morgens aus dem Bett zu kommen. Sie müssen sich Tagesziele setzen, die Sie im Laufe des Tages erreichen möchten.

Ich halte jeden Abend drei persönliche und drei berufliche Ziele schriftlich fest, so dass ich am nächsten Tag genau weiß, was ich zu erreichen habe. Sie können klein anfangen mit jeweils zwei Zielen. Im Grunde geht es darum, am Ende des Tages Selbstvertrauen aufzubauen und sich über die Herausforderung zu freuen, die der Tag mit sich bringt. Sie müssen am Ende des Tages, wenn sie zurückblicken, voller Selbstvertrauen sagen können, dass Sie sich über das Resultat freuen und der Tag ein absoluter Erfolg war.

Nehmen wir ein Beispiel für ein persönliches Ziel. Sie möchten am nächsten Tag ein Kapitel von einem sehr interessanten Buch lesen. Das nehmen Sie sich vor und möchten es am nächsten Tag umsetzen. Somit ist ein persönliches Ziel von Ihnen, das Lesen von einem Kapitel aus Ihrem aktuellen Buch, das Sie gerade lesen. Sie können sich auch als Ziel festhalten, dass Sie eine Frau auf der Straße ansprechen möchten, um sich einfach Ihren Ängsten zu stellen.

Es geht um einen Prozess und Sie möchten sich ja auch persönlich, sowie beruflich weiterentwickeln. Wenn Sie sich bestimmte Fähigkeiten aneignen möchten und sich persönlich oder beruflich weiterentwickeln möchten, dann müssen Sie sich Ihren Ängsten stellen. Daher rate ich Ihnen, dass eines der persönlichen Ziele, das Sie für sich selbst definieren, zu Ihren Ängsten gehören.

Wenn Sie nicht gerne telefonieren mit anderen Menschen, dann nehmen Sie sich das als Ziel vor. Telefonieren Sie an diesem Tag mit mindestens drei Personen. Wenn Sie mit Ihrem Lohn nicht zufrieden sind, aber Angst davor haben mit Ihrem Vorgesetzten darüber zu reden, dann nehmen Sie sich das als Ziel vor. Wenn Sie einkaufen gehen müssen, weil Sie zu Hause kaum noch etwas haben, dann nehmen Sie sich das als persönliches Ziel vor. Wenn Sie sich auf der Arbeit gerne weiterentwickeln möchten, aber es für Sie eine Überwindung ist, Ihren Chef nach einer Schulung in Form von einer Weiterentwicklung zu fragen, dann nehmen Sie sich das als berufliches Tagesziel vor. Wenn Sie nach der Arbeit meist keine Lust haben joggen zu gehen oder Gewichte zu stemmen, dann nehmen Sie sich das als persönliches Tagesziel vor. Schreiben Sie sich Ihre Ziele auf.

Hier ein Beispiel:

Persönliche Ziele

1. *Ich werde heute ein neues Kapitel schreiben.*
2. *Ich werde heute mindestens 20 Minuten meditieren*
3. *Ich werde heute vor der Arbeit eine Stunde ins Fitness-Studio gehen.*

Berufliche Ziele

1. *Ich werde heute mit meinem Vorgesetzten ein Gespräch über eine Gehaltserhöhung führen.*
2. *Ich werde heute mit allen Mitarbeitern ein Wochengespräch führen.*
3. *Ich werde heute die ganze Ware auf der Arbeit übernehmen.*

Es gibt viele verschiedene Ziele. Hierbei ist es wichtig, dass die Ziele, die Sie sich vornehmen, am Ende des Tages auch messbar sind. Sie müssen für sich selbst die Frage beantworten können, ob Sie Ihr Ziel erreicht haben oder nicht.

So haben Sie jeden Morgen Ziele vor den Augen und wissen ganz genau, warum Sie vom Bett aufstehen und in den Tag starten. Können Sie sich vorstellen, wie Sie sich nach einem erfolgreichen Tag fühlen werden? Sie werden Tag für Tag auf sich stolz sein. Sie werden sich von Tag zu Tag beruflich, wie auch persönlich weiterentwickeln. Sie werden sich Ihren Ängsten stellen und in Zukunft besser mit ihnen umgehen können. Am Ende des Tages, wenn Sie nachhause kommen, müssen Sie folgendes sagen können: **„Ich habe heute gewonnen!"**

Stellen Sie sich mal vor, Sie gewinnen 365 Tage in einem Jahr. Wie glücklich, erfolgreich und selbstbewusst werden Sie dann sein? Vertrauen Sie mir und setzen Sie diese Regel, sowie alle andern konsequent um. Zu Beginn wird es nicht einfach sein, aber mit der Zeit gehören alle Regeln zu Ihrer Morgenroutine und verändern Ihr Lifestyle.

Es gibt noch einen wichtigen Aspekt, den wir zu dieser Regel hinzufügen können. Wenn Sie abends Ihre Ziele formulieren und aufschreiben, dann Fragen Sie sich auch folgendes: „Wer möchte ich an diesem Tag sein?“

Wir **sind** Menschen und wir machen keine Menschen. Also, wer möchten Sie an diesem Tag sein? Möchten Sie ein sehr guter Arbeitskollege sein? Möchten Sie ein guter Ehemann oder eine gute Ehefrau sein? Möchten Sie ein guter Vater oder eine gute Mutter sein? Möchten Sie an diesem Tag ein guter Lehrer sein? Möchten Sie ein guter Chef sein? Möchten Sie ein guter Freund oder eine gute Freundin sein?

Um es Ihnen besser zu verdeutlichen, mache hier einige ausführliche Beispiele.

Heute möchte Ich ein besonders guter Sohn sein

Bei diesem Punkt empfiehlt es sich einen Tag auszuwählen, an dem Sie auch Ihre Eltern sehen. Es ist natürlich nicht zwingend erforderlich, aber so können Sie Ihre Liebe den Eltern gegenüber besser zeigen. Verbringen Sie an diesem Tag den Abend mit Ihren Eltern. Sie können gemeinsam zu Abend essen oder sich für ein Kaffee treffen und sich mit

Ihnen unterhalten. An Geburtstagen oder zu besonderen Anlässen machen Sie das vermutlich schon, aber warum nicht einfach so an einem anderen beliebigen Tag, an dem niemand Geburtstag hat oder kein besonderer Anlass ansteht.

Heute möchte Ich ein besonderer Lebenspartner sein

Verbringen Sie den Tag so wie sonst auch immer, bis auf einige Kleinigkeiten, die Sie an diesem Tag anders machen. Rufen Sie Ihren Lebenspartner in Ihrer Mittagspause an und sagen Sie Ihrem Lebenspartner was er oder sie für eine Bedeutung in Ihrem Leben hat. Kaufen Sie auf dem Weg nachhause Blumen oder etwas anderes, damit sich Ihr Lebenspartner freut. Es geht hier nicht um materielle Sachen, sondern eher um eine nette Geste. Es sind nur Beispiele, um Ihre Gedanken anzuregen. Sie können natürlich auch gemeinsam frühstücken oder abends gemeinsam Essen gehen. Vielleicht auch am Abend ins Kino gehen und Ihren Lebenspartner den Film aussuchen lassen. Es gibt so viele Möglichkeiten. **Seien Sie kreativ.**

Heute möchte Ich ein besonders guter Vater sein

Machen Sie, wenn möglich früher Feierabend und spielen Sie nachmittags mit Ihrem Kind draußen auf dem Spielplatz. Je nachdem, wie alt das Kind ist und mit was es sich gerne beschäftigt. Holen Sie Ihr Kind aus der Kita ab. Gehen Sie bei schönem Wetter spazieren. Gehen Sie auf dem Bolzplatz und schauen Sie beim Fußball Training zu. Machen Sie an dem Tag frei und planen Sie spontan einen Trip in einen Freizeitpark.

Beantworten Sie sich jeden Abend die Frage, wer Sie sein möchten und seinen Sie genau diese Person! Beziehen Sie die Frage natürlich auf sich selbst. Wenn Sie keine Kinder haben, dann können Sie auch kein guter Vater oder keine gute Mutter sein. Wenn Sie kein Lehrer sind, dann können Sie auch kein guter Lehrer sein.

Setzen Sie sich drei persönliche Ziele, drei berufliche Ziele und halten Sie fest, WER Sie an diesem Tag sein möchten.

Regel 4 – Machen Sie Ihr Bett

Sie kennen das bestimmt aus Ihrer Kindheit, wenn Ihre Mutter Sie dazu aufgefordert hat das Bett zu machen. Sie werden sich jetzt fragen, was das ganze mit einer guten Morgenroutine zu tun hat. Es hat sehr viel mit einer kompletten und erfüllten Morgenroutine zu tun.

Es ist elementar wichtig, dass Sie jeden Morgen Ihr Bett machen. Dabei dauert es nicht einmal allzu lange. Die Rede ist hier von maximal zwei Minuten. Nehmen Sie sich die Zeit und machen Sie das ab sofort jeden Morgen. Es gibt im englischen ein Sprichwort, das übersetzt in etwa folgendes besagt: „Wie Du etwas machst, ist, wie Du alles machst." – „How you do anything is how you do everything."

Es ist Ihre erste Aufgabe des Tages, die Sie meistern müssen. Wenn Sie morgens das Bett machen, haben Sie eine Aufgabe erledigt und Ihnen werden dadurch die Aufgaben im Lauf des Tages leichter fallen.

Wenn Sie von einem anstrengenden Arbeitstag nach Hause kommen, werden Sie ein sehr gutes Gefühl haben, wenn zu Hause alles gepflegt und sauber ist. Es hat sehr viel mit der Psyche zu tun. Stellen Sie sich vor, sie würden abends nachhause kommen und das Bett ist nicht bereit, sondern die Decke liegt auf dem Boden oder zusammengerollt auf dem Bett und das Kissen ist nicht gemacht. In solchen Fällen haben Sie, wenn Sie nachhause kommen, schon direkt eine negative Energie im Raum. Diese Energie wird Sie negativ beeinflussen.

Ich habe in meinem Leben schon vieles erlebt. Auch bei einigen Freunden, bei denen ich mal übernachten durfte. Da wurde nicht nur das Bett nicht gemacht, sondern nach dem Essen nicht einmal das Geschirr abgeräumt. Es hieß: „Das kann da stehen bleiben. Ich mache das morgen."

Wenn man einen Geschirrspüler hat, dann geht das mit dem Einräumen relativ schnell. Ich kann solche Menschen nicht verstehen. Auf dem Esstisch stehen zwei Gläser und zwei Teller. Auf dem Wohnzimmertisch stehen zwei Tassen, vom gestrigen Tag. Das Bett ist seit dem Morgen nicht gemacht. Klamotten liegen auf dem Bett und werden nicht weggeräumt. Wenn Sie auch zu diesen Menschen gehören, dann rate ich Ihnen sofort etwas zu verändern.

Man soll jetzt nicht zu einem Perfektionisten werden und auf jedes kleine Detail achten, aber ich finde es sehr wichtig, dass man zu Hause aufräumt und putzt. Es ist Ihr Zuhause. Sie müssen sich zu Hause wohlfühlen. Wenn Sie sich in Ihren eigenen vier Wänden nicht wohl fühlen, wo wollen Sie sich dann wohlfühlen?

Das Bettmachen ist eine Kleinigkeit, die symbolisiert, dass man im eigenen Heim alles in Ordnung halten soll. Eine Kleinigkeit die in Ihrem Leben ganz Großes bewirken kann.

Wenn Sie noch bei Ihren Eltern leben, dann verlassen Sie sich nicht auf Ihre Mutter. Machen Sie

Ihr Bett ab sofort jeden Morgen selbst. Nehmen Sie diese Verantwortung morgens selbst in die Hand.

Wenn Sie allein leben und das Bett bisher nicht jeden Morgen gemacht haben, dann verpflichten Sie sich selbst dazu, es jeden Morgen umzusetzen.

Wenn Sie verheiratet sind oder mit Ihrem Lebenspartner zusammenleben, dann einigen Sie sich darauf, dass es derjenige übernimmt, der später aus dem Bett aufsteht.

Einen kleinen Hinweis habe ich auch noch für Sie. Passend zur aktuellen Thematik. Sparen Sie niemals beim Erwerb einer Matratze, einer Decke und eines Kissens. Geben Sie lieber mehr Geld aus, um diese drei Schlafbegleiter in einer hohen und guten Qualität zu besitzen.

Man darf die Unterschiede der Matratzen nicht unterschätzen. Ich bin kein Experte für Matratzen, aber es gibt genügend Fachleute, die Sie hierzu beraten können. Sie schlafen jeden Tag auf dieser Matratze, Sie benutzen jeden Abend diese Decke und Ihr Kopf ist jeden Abend auf diesem Kissen. Wenn Sie genug Selbstliebe besitzen, dann sparen Sie nicht bei diesem drei Produkten. Es geht hier um Produkte in Ihrem wichtigsten Zimmer.

Sie möchten etwas in Ihrem Leben verändern, sonst hätten Sie sich dieses Buch nicht gekauft. Nehmen

Sie diese Regel nicht auf die leichte Schulter. Vertrauen Sie mir und setzen Sie es ab sofort jeden Morgen um. Nehmen Sie diese zwei Minuten in Kauf, denn diese zwei Minuten, werden Ihren restlichen Tag positiv beeinflussen. Diese eine Kleinigkeit, die sehr viel Großes bewirkt. Sie glauben mir nicht? Dann probieren Sie es einfach aus.

Regel 5 – Befreien Sie sich von Ihren Gedanken

Es gibt eine Methode, um sich von den eigenen Gedanken zu befreien und einen freien Kopf zu haben. Die Methode ist Ihnen mit Sicherheit auch bekannt. Es handelt sich hierbei um Meditation.

Wenn Sie nun den Gedanken haben, dass man das Meditieren lernen muss und es sehr kompliziert ist, dann muss ich Ihnen beim ersten Punkt zustimmen, aber beim zweiten Punkt gegen stimmen.

Wenn Sie sich schon mit diesem Thema beschäftigt haben und selbst schon meditiert haben, dann wissen Sie ganz genau wovon ich rede. Es gibt diverse Apps, die man nutzen kann, um in die Meditation einzusteigen. Sie können die Apps als Unterstützung nutzen, um jeden Tag eine bestimmte Zeit zu meditieren. Sie müssen hierfür auch nicht permanent auf Ihr Smartphone schauen, sondern nur die App öffnen und auf „Play" drücken.

Zum Einstieg empfehle ich Ihnen drei Minuten Meditation. Nach der Eingewöhnungsphase kann man sich dann auf fünf bis zehn Minuten steigern.

Egal mit welcher erfolgreichen Personalie Sie sich beschäftigen, werden Sie immer zu hören bekommen, dass tatsächlich jeder erfolgreiche Mensch meditiert. Warum ist das Meditieren so wichtig? Wenn Sie aufwachen, befinden Sie sich weder im Wachmodus noch im Schlafmodus. Daher ist es entscheidend in dieser Phase zu meditieren. Sie können dadurch Ihre Gedanken befreien und neu sortieren. Folgender Spruch ist hierbei passend: „Übung macht den Meister." Üben Sie jeden Tag einige Minuten bis Sie zum Meister werden.

Sie werden sich jetzt wohl fragen, was das Meditieren noch für Vorteile mit sich bringt.
Ein weiterer Faktor ist die Stressbewältigung durch Meditation.

Das Wort „Meditation" stammt aus dem lateinischen und bedeutet so viel wie: Nachdenken,

Überlegen, Nachsinnen. Meditation wird auch als Entspannungsmethode eingesetzt und kommt mitunter auch in Psychotherapien zum Einsatz. In einem Satz zusammengefasst setzt man sich beim Meditieren aufrecht, aber bequem an einen ruhigen Ort und konzentriert sich auf den eigenen Atem. Wissenschaftliche Studien zeigen, dass regelmäßiges Meditieren bei gesundheitlichen Problemen wie Bluthochdruck, hohem Blutzuckerspiegel, hohen Cholesterinwerten, Herzproblemen und Schmerzen helfen kann.

Meditation sorgt für Ruhe im Kopf. Für gewöhnlich denken wir immer an etwas. In unserem Kopf sind immer Gedanken, von wichtigen, bis hin zu unwichtigen Sachen. Unser Geist ist ständig in Bewegung. Allerdings kann das ständige Gedankenkreisen auch heftigen Stress auslösen oder uns nachts um den Schlaf bringen. Durch den Fokus auf unseren Atem erhöht sich unsere Bewusstheit und Konzentration.

Meditation kann uns dabei helfen, eine gewisse **Distanz zum Durcheinander unserer Gedanken** zu entwickeln. Gleiches gilt für unsere Gefühle. Auch Gefühle sind vorübergehende Phänomene des Geistes.

Sie merken, dass die Meditation sehr viele positive Effekte in unserem Körper und in unserem Leben bewirken kann. Zu jeder perfekten Morgenroutine sollte in meinen Augen auch die Meditation dazugehören. Dadurch stärken Sie Ihren Geist und können Ihre Gedanken sortieren. Zudem können Sie wesentlich besser mit Stress umgehen.

Ich setze es mittlerweile seit drei Monaten konsequent um und kann Ihnen versichern, dass sich Ihr Leben dadurch ins Positive verändern wird. Viele kennen Situationen, meistens vor dem Schlafen, in denen Ihr Kopf nicht frei wird und Sie einen Gedanken nach dem anderen haben.

Probieren Sie es aus!

Regel 6 – Stehen Sie eine Stunde früher auf

Um einige der Regeln effektiv umsetzen zu können, müssen Sie früher aufstehen. Nehmen Sie sich jeden Morgen in Summe eine Stunde Zeit für sich selbst. Ich rede nicht davon, dass Sie jetzt eine Stunde meditieren sollen oder dass Sie eine Stunde frühstücken sollen. Ich beziehe die eine Stunde, auf die komplette Morgenroutine.

Ich weiß, dass es einfacher gesagt ist, als getan. Eine Stunde früher aufstehen bedeutet, eine Stunde weniger Schlaf, denken Sie sich. Möglicherweise sind Sie, dann müder als Sie jetzt schon jeden Morgen sind. Was wäre denn daran so schlimm, abends einfach eine Stunde früher schlafen zu gehen?

Die Müdigkeit und Trägheit jeden Morgen hat viele verschiedene Auslöser und diese können bei jedem Menschen unterschiedlich sein. Aber es gibt einige Gründe dafür, die garantiert für schlechten Schlaf sorgen und die sich dann jeden Morgen auch an Ihrer Laune ersichtlich machen. Dazu gehört eine schlechte Matratze, schlechte Decken und schlechte Kissen. Für Raucher gilt, da spreche ich aus Erfahrung aus meiner Vergangenheit, dass die Lustlosigkeit und Demotivation durch das Nikotin verursacht werden. Viele Menschen haben einfach viel zu viele Gedanken im Kopf, sodass Sie lange brauchen, bis Sie einschlafen, zudem auch noch schlecht schlafen. Vielleicht sogar mit Unterbrechungen und dann dadurch morgens total kraftlos sind. Denken Sie an alle Regeln. Die Meditation hilft Ihnen Ihre Gedanken zu sortieren und Ihren Kopf frei zu kriegen. Somit können Sie in naher Zukunft besser schlafen. Einige Seiten aus einem Buch vor dem Schlafen zu lesen, kann auch helfen einfacher einzuschlafen. Eine Regel besagt, dass Sie die erste Stunde nicht auf Ihr Smartphone schauen sollen. Das gilt auch für die Stunde bevor Sie schlafen gehen.

Merken Sie, dass alle Regeln so aufgebaut sind, dass Sie jeden Morgen mit voller Energie in den Tag starten? Das ist unser Ziel und aus diesem Grund, verspreche ich Ihnen, dass sich das Aufstehen früher für Sie lohnen wird.

In dieser Stunde ist auch das Frühstück und auch das Duschen, bzw. das Fertigmachen für die Arbeit einkalkuliert.

Ich habe für Sie in diesem Kapitel ein interessantes Rechenbeispiel. Wir schlafen im Durchschnitt jeden Tag um die sechs bis acht Stunden. Wir nehmen hier im Beispiel acht Stunden Schlaf. Ein Tag hat 24 Stunden und die meisten von uns arbeiten in einer Vollzeitstelle um die acht Stunden am Tag. Somit sind jetzt sechzehn Stunden von unseren vierundzwanzig Stunden verplant und es bleiben acht Stunden übrig. Nehmen wir mal an, die Hin- und Rückfahrt macht am Tag eine Stunde aus. Sieben Stunden haben wir noch übrig, um diese Zeit sinnvoll zu nutzen. Jeder Mensch hat andere Arbeitszeiten, schläft länger oder weniger, treibt am Tag eine Stunde Sport oder verbringt in seiner Freizeit viel Zeit mit der Familie. Das ist auch gut so und das sollen Sie auch weiterhin machen.

Denken Sie nun an die acht Stunden, die wir in diesem Beispiel für den Schlaf genommen haben. Reduzieren Sie Ihren Schlaf entweder auf sieben Stunden oder, wenn Ihnen die acht Stunden für notwendig erscheinen, gehen Sie eine Stunde früher schlafen. So haben Sie die Möglichkeit eine Stunde früher aufzustehen und Ihre beste Morgenroutine durchzuführen. Das Wort Morgenroutine beinhaltet das Wort „Routine“. Soll heißen, dass es irgendwann ein automatischer Prozess in Ihrem Leben wird. **In den ersten drei Wochen wird es zur Gewohnheit und nach den ersten zehn Wochen, wird es zu Ihrem Lifestyle**. Jeder einzelne Tag wird Sie stärken und motivieren, bis Sie sich jeden Morgen freuen, Ihren eigenen Ritualen zu folgen, sodass Sie mit einem großen Schwung Motivation und Spaß in den Tag starten!

Als ich mich mit diesem Thema beschäftigt habe, schien es mir für sehr unwahrscheinlich, als würde ich es niemals schaffen. Es war auch tatsächlich eine Herausforderung für mich diesen Prozess durchzuführen. Daher rate ich Ihnen nicht aufzugeben, sondern dem ganzen Prozess Vertrauen zu schenken und sich Zeit zu lassen. Zu Beginn müssen Sie auch nicht zwingend jede einzelne Regel umzusetzen, da es eine zu starke Umstellung wäre. Es gibt auch bei mir Tage, an denen ich nicht jede Regel umsetzen kann, aber ich nehme es mir immer vor. Wenn ich es zeitlich nicht schaffe zu meditieren, dann hole ich es abends vor dem Schlafen nach. Manchmal komme ich nicht dazu, meine Tagesziele aufzuschreiben, dann versuche ich mir die Ziele in meinem Kopf zu speichern, um sie später auf einem Blattpapier niederzuschreiben.

Mit anderen Worten möchte ich Sie dazu ermutigen nicht direkt aufzugeben, wenn Ihnen die ersten Tage schwerfallen. Erfolg kommt nicht allein, sondern durch harte Arbeit und Selbstdisziplin. Motivieren Sie sich selbst jeden Tag die Regeln Stück für Stück zu lernen und dementsprechend umzusetzen. Fangen Sie mit zwei Regeln an und fügen Sie, wenn Sie sich bereit fühlen, eine weitere Regel hinzu, bis Sie für sich selbst die beste Morgenroutine entwickeln.

An einem Abend habe ich mich mit meinem besten Freund getroffen und wir unterhielten uns über das Thema Morgenroutine. Wir waren uns beide einig, dass wir morgens Schwierigkeiten hatten aus dem Bett zu kommen. Er hatte das Problem, dass er nie seinen Wecker bemerkt hat und ich hatte das Problem, dass ich vier Wecker gebraucht habe, um pünktlich aufzustehen. Damals war für mich pünktlich eine Uhrzeit, die genau das Duschen und das Anziehen für die Arbeit abgedeckt hat. Weder habe ich damals zu Hause gefrühstückt, noch habe ich meditiert.

Als wir uns austauschten, kam ihm eine Idee. Wir sollten doch beide bis zu unserem nächsten Treffen versuchen, jeden Morgen früher aufzustehen und das nur mit einem einzigen Wecker. Jeder von uns sollte notieren, ob er es geschafft hat an diesem Tag oder nicht. Erstaunlicherweise war die Auswertung nach drei Wochen ziemlich identisch. Zu Beginn hatten wir noch Schwierigkeiten, aber seitdem wir uns dann damit beschäftigt und auseinandergesetzt hatten, wurde es dann in der dritten Woche bei Beiden viel besser. In der letzten Woche vor unserem nächsten Treffen, hatten wir es beide tatsächlich geschafft, nur mit einem Wecker und eine Stunde früher, aufzustehen.

Diese kurze Story beweist wieder einmal, dass der Wille und die Selbstdisziplin immer entscheidend sind und auch immer entscheidend sein werden für den Erfolg. Wenn Sie in Ihrem Freundeskreis jemanden kennen, mit dem Sie sich über solche Themen austauschen können, um sich gegenseitig zu motivieren, dann machen Sie das auch. Ich kann es Ihnen nur empfehlen.

Zweifeln Sie daran jeden morgen eine Stunde früher aufstehen zu können? – Vertrauen Sie mir und probieren Sie es aus!

Regel 7 – Bereiten Sie Ihre Morgenroutine vor

Wie sieht es denn aktuell bei Ihnen jeden Morgen aus? Bereiten Sie am Vortag, bevor Sie schlafen gehen, den kommenden Morgen schon vor? In meiner Vergangenheit habe ich nie etwas vorbereitet, sondern bin jeden Morgen einfach planlos aufgestanden und habe morgens, vor der Arbeit, mein Hemd gebügelt und meine Hose, sowie meine Unterwäsche rausgesucht.

Eines Tages habe ich mich einfach selbst gefragt, warum ich nicht einfach am Vorabend alles vorbereite. Dadurch würde ich mir den Stress morgens ersparen und könnte mich schneller für die Arbeit vorbereiten. Zu Beginn ging es mir persönlich nur darum mehr Schlaf zu haben. Ich hatte jeden Morgen eine Lustlosigkeit, die ich wirklich nicht in Worte fassen kann. Es war jeden Morgen ein Kampf mit mir selbst aus dem Bett zu kommen. Demnach habe ich mir Gedanken darüber gemacht, wie ich noch mehr Zeit sparen könnte. Mein eigentliches Ziel war zu der Zeit gar nicht, dass sich meine Morgenroutine verbessern sollte, sondern einfach nur wegen der Faulheit länger schlafen zu können.

Seitdem ich nun mein Vorhaben in die Tat umgesetzt hatte, änderte sich vieles in meinem Leben. Ich hatte morgens tatsächlich keinen Zeitdruck mehr und konnte mich gemütlich für die Arbeit fertig machen. Ich hatte mich morgens besser gefühlt und der Zeitdruck war einfach verschwunden. Trotzdem war ich am Morgen weiterhin ohne jegliche Energie. Das Vorbereiten hat mich aber in die richtige Bahn gelockt.

Es geht nicht darum ein Perfektionist zu sein, aber auch solche Kleinigkeiten können in Ihrem Leben viel bewirken. Abgesehen davon, dass Sie sich viel besser fühlen werden, bewirkt so eine Morgenroutine auch in vielen anderen Bereichen in Ihrem Leben positives. Sie werden eine Art von Selbstdisziplin erlernen, die sie davor noch nicht kannten. Sie werden Ihre Klamotten am Abend in den Wäschekorb schmeißen und nicht auf den Boden. Sie werden das Abräumen vom Geschirr nach dem Essen nicht auf den morgigen Tag verschieben, sondern werden es nach dem Essen wegräumen, im besten Fall in die Spülmaschine. Ihre Mutter muss sich nicht mehr um Ihr Bett kümmern, sondern Sie sehen sich selbst, als verantwortlich es umzusetzen, wenn Sie noch im Elternhaus leben. Sie sorgen dafür, dass Sie bei Zeit den Müll rausbringen und nicht warten, bis es sich überhäuft. Sie sortieren die Wäsche, nachdem Sie diese aus dem Trockner geholt haben. Wenn Sie die erwähnten Punkte schon umsetzen, dann finde ich es sehr gut und vorbildlich. Ich bin aber ziemlich sicher, dass es Menschen gibt, die einfach zu faul sind und dadurch, mehr oder weniger in Ihrer Faulheit ersticken.

Was macht eine einigermaßen kluge Person, wenn am nächsten Tag ein Vorstellungsgespräch bevorsteht? Sie bereitet sich auf das Gespräch vor und erkundigt sich über das Unternehmen. Genau so ist es auch, wenn Sie am nächsten Tag Ihre Mitarbeiter coachen wollen. Sie bereiten sich vor. Wenn Sie in den Urlaub fliegen. **Sie bereiten Ihren Koffer vor.** Erinnern Sie sich an Ihre Schulzeit. Haben Sie sich nicht auch für eine Arbeit gut vorbereitet, damit Sie eine gute Note schreiben? Jeder erfolgreiche Mensch bereitet sich auf berechenbare Ereignisse auf sein Leben vor. Wenn Sie heute damit anfangen, Ihren nächsten Morgen vorzubereiten, dann werden Sie in Ihrem Leben eine Veränderung spüren. Sie werden andere Dinge ebenfalls versuchen besser zu meistern.

Um Ihnen meinen Grundgedanken näherzubringen, habe ich für Sie ein Beispiel.

Person A ist abends zu faul, um überhaupt etwas für den nächsten Morgen vorzubereiten. Stattdessen schaut er lieber eine Folge von einer ihm empfohlenen Serie. Er wird nach der Folge müde, legt sich hin und schläft. Am nächsten Morgen hört er seinen Wecker über sein Handy und drückt die

Schlummer-Taste. Als er beim nächsten Ton auf die Uhr schaut, springt er aus dem Bett, geht direkt unter die Dusche, wenn die Zeit überhaupt noch dafür ausreicht. Danach bügelt er schnell sein Hemd, sucht sich seine Unterwäsche aus und seine Hose. In genau 30 Minuten ist er fertig und geht direkt aus dem Haus. Was ein Glück, dass er es zeitlich geschafft hat.

Person B hat einen geregelten Ablauf in den Abendstunden. Bevor er vor dem Schlafen ein Kapitel aus einem interessanten Sachbuch lesen möchte, bleibt er seiner Abendroutine treu und bügelt sein Hemd. Dazu sucht er seine Hose und auch die Unterwäsche für den nächsten Tag aus. Am nächsten Morgen klingelt das Handy und Person B steht auf. Sein Handy bleibt in seiner Morgenroutine unberührt. Bevor er sich hinsetzt und für 10 Minuten meditiert, trinkt er zwei Gläser lauwarmes Wasser. Danach geht er unter die Dusche und hat genug Zeit, um sich fertigzumachen, da er in erster Linie früher aufgestanden ist und zweitens gut vorbereitet ist.

Merken Sie den Unterschied?

Regel 8 – Duschen Sie kalt

Bevor Sie mich jetzt für komplett übergeschnappt halten, bitte ich Sie sich zu gedulden und zu verstehen, warum diese Regel ein wichtiger Faktor im ganzen Prozess ist.

Wenn Sie in der Sommerzeit Ihre Zeit im Freibad verbringen, springen Sie dann direkt ins kalte Wasser oder laufen Sie Stück für Stück ins kalte Wasser hinein, bis sich Ihr Körper langsam an das kalte Wasser gewöhnt? Welcher Typ sind Sie?

Kennen Sie diesen erfrischenden und schockierenden Moment, wenn Sie direkt ins kalte Wasser springen? Ist dieses Gefühl nicht einfach unbeschreiblich? Ihr Körper gewöhnt sich sehr schnell an die Temperatur und das kalte Wasser empfinden Sie mit der Zeit auch nicht mehr als allzu kalt. Es gibt zwei nennenswerte Gründe, warum morgens so eine Kaltdusche für Sie von Vorteil sein könnte.

Der erste Grund ist die Überwindung von Angst. Um im Leben weiterzukommen und sich weiterzuentwickeln ist der Umgang mit Angst sehr entscheidend. Viele Menschen scheitern in Ihrem

Leben, weil sie Angst haben. Sie trauen sich nicht, dem Chef die Wahrheit zu sagen. Sie haben Angst davor ein Projekt vorzustellen und knicken ein. Es ist wichtig, dass Sie nicht vor der Angst weglaufen, sondern sich immer der Angst stellen. Wenn Sie weglaufen, wird Sie die Angst Ihr Leben lang verfolgen. Wenn Sie sich aber trauen, sich Ihrer Angst zu stellen, dann werden Sie die Angst überwinden und der Gewinner sein. Ihre Persönlichkeit wird sich mit der Zeit soweit entwickeln, dass Sie keine Angst mehr vor der Angst haben werden. Sie werden das Selbstvertrauen und die Selbstsicherheit haben, sich jeder Art von Angst zu stellen. Haben Sie Angst davor, kalt zu duschen? Dann stellen Sie sich jeden Morgen Ihrer Angst!

Der zweite Grund ist der Wacheffekt. Sie werden definitiv nach der kalten Dusche wach sein. Dieses frische Gefühl nach der Dusche ist unbeschreiblich. Man fühlt sich wie ein Alphatier und bereit den Tag zu meistern.

Ich hatte zu Beginn meine Schwierigkeiten, als ich diese Regel umzusetzen versuchte. Mit warmem Wasser bin ich gestartet und habe dann auf kalt umgestellt. Von Tag zu Tag wurde die kalte Dusche länger und einfacher. Die Angst habe ich mittlerweile überwunden, aber trotzdem habe ich heute noch vor der kalten Dusche dieses Kribbeln im Bauch.

Regel 9 – Ernähren Sie sich jeden Morgen gesund

Wir haben nun über alle wichtigen Themen für die beste Morgenroutine gesprochen, aber diese Regel ist die Wichtigste überhaupt. Man sagt nicht umsonst, dass das Frühstück die wichtigste Mahlzeit am Tag ist. Es ist tatsächlich so und ich werde Ihnen verraten, warum das so ist und was Ihr Körper jeden Morgen braucht, um vollgetankt in den Tag zu starten.

Der Körper braucht morgens früh Energie in Form von Kohlenhydraten, um sich für den Tag in Gang zu setzen. Bestens geeignet sind langkettige Kohlenhydrate, wie sie in Vollkorn (als Brot oder Müsli) oder in Obst und Gemüse enthalten sind. Croissant und Kakao sind in erster Linie Zuckerbomben und sehr fett. Schlecht für den Körper, denn wenn der erste Insulinschock vorbei ist, kommt der Heißhunger. Das Gute an einem

Vollwert-Frühstück ist die langanhaltende Blutzuckerreaktion. Der Körper bekommt Energie und das über einen langen Zeitraum!

Wenn Sie nach dem Frühstück auf der Arbeit zwischendurch nichts essen, bleiben Sie über den Vormittag top vital. Ihr Stoffwechsel läuft, Ihr Gehirn wird gut versorgt und wenn Sie nach vier Stunden Hunger haben, können Sie sich ein leckeres Mittagessen gönnen.

Wenn Sie morgens Hunger haben, dann sollten auf jeden Fall auch frühstücken. Wenn Sie das nicht machen, wird Ihr Kopf massiv gegensteuern und über den Tag versuchen, diese Defizite auszugleichen. Dadurch werden Sie im Endeffekt dann noch mehr essen als nötig.

Es gibt unzählige Möglichkeiten sich morgens gesund zu ernähren. Vermeiden Sie morgens jegliche Art von Kalorienbomben, da diese nicht zwingend die nötigen Nährstoffe für den perfekten Start in den Tag enthalten.

Regel 10 – Setzen Sie alle neun Regeln um

In diesem Kapitel werde ich Ihnen nochmal alle Gründe nennen, warum die ersten neun Regeln so wichtig sind, um perfekt in den Tag zu starten und im Leben erfolgreicher zu sein. Zudem werde ich Ihnen auch einige hilfreiche Tipps geben, wie Sie sich die Regeln Stück für Stück aneignen können, sodass die Umsetzung der besten Morgenroutine für Sie ein Kinderspiel sein wird. Es gehört sehr viel Selbstdisziplin dazu, denn ohne Disziplin kann man in keinem Lebensbereich erfolgreich sein.

Sie beschäftigen sich wohl mit Ihrer Morgenroutine und es gefällt Ihnen aktuell nicht wie Sie diese durchführen. Es ist sehr gut, dass Sie an Ihrer Morgenroutine arbeiten möchten. Jeder wird seine eigenen Gründe haben, warum er seine Morgenroutine ändern möchte. Bei mir war es die Faulheit und Kraftlosigkeit jeden Morgen. Es gab in meiner Vergangenheit so gut wie keinen Punkt, der in meiner Morgenroutine gut war. Da ich früher Raucher war, konnte ich morgens ohne Zigaretten nicht in den Tag starten. Mein erster Schritt war der direkte Weg auf den Balkon, mit der Zigarette im Mund. Falls Sie Raucher sind, empfehle ich Ihnen damit aufzuhören. Die Zigarette bringt Ihnen absolut nichts. Merken Sie sich das!

Sie haben nun alle Regeln gelesen und jetzt gilt es diese Regeln dementsprechend umzusetzen. Es ist nicht wichtig, dass Sie sofort alle Regeln beherrschen und umsetzen müssen. Lassen Sie sich dafür Zeit und setzen Sie sich nicht unter Druck. Nehmen Sie Tag für Tag eine weitere Regel dazu. Wenn es Ihnen zu schnell vorkommt, dann fügen Sie alle zwei Tage eine weitere Regel hinzu. Entscheidend ist der Erfolg. Auch, wenn Sie 3 Monate brauchen, um die beste Morgenroutine perfekt umzusetzen, haben Sie sehr viel erreicht. Bedenken Sie, dass Sie ab der ersten kleinen Veränderung Ihre Morgenroutine verbessern und sich weiterentwickeln.

Sie vermeiden negative Energie jeden Morgen, in dem Sie in der ersten Stunde Ihr Smartphone komplett vermeiden. Dadurch lesen Sie weder schlechte Nachrichten, noch verschwenden Sie Ihre Zeit für unnötige Apps. Ich kann mir das sehr gut vorstellen, wie die meisten Menschen jeden Morgen Ihr Handy in die Hand nehmen und Nachrichten lesen. Ein Mensch verbringt durchschnittlich drei Stunden am Smartphone. Ist das nicht irre? Denken Sie an die erste Regel und setzen Sie diese ab sofort um. Vermeiden Sie in der ersten Stunde Ihr Smartphone. Mal ehrlich, wenn Sie eine Stunde früher aufstehen, dann können Sie ganz einfach auf Ihr Smartphone verzichten. Negative Nachrichten, die Sie möglicherweise morgens dann direkt zu lesen bekommen, werden dann auf Ihren kompletten Tag Einfluss nehmen und dieser wird von wenig Erfolg gekrönt sein.

Bevor ich auf die nächsten Regeln Ihrer Morgenroutine eingehe, ist es wichtig über die Vorbereitung zu sprechen. Bereiten Sie Ihren Tag am Vorabend vor. Bügeln Sie Ihr Hemd, legen Sie Ihre Tasche bereit, sowie Ihre Hose und Ihre Unterwäsche. Der Morgen ist zeitlich begrenzt, bis Sie sich auf den Weg zu Arbeit machen, daher müssen Sie diese Zeit sinnvoll nutzen, um perfekt in den Tag zu starten. Schreiben Sie am Vortag drei persönliche und drei berufliche Ziele auf, die Sie am nächsten Tag erledigen möchten. Überlegen Sie sich auch, welcher Mensch Sie an diesem Tag sein möchten.

Wir dürfen einen Punkt nicht überspringen oder vermeiden zu erwähnen. Es ist sehr wichtig, genügend Schlaf zu haben. Die Rede ist von mindestens sechs bis maximal acht Stunden. Die Qualität der Matratze, sowie die Qualität Ihrer Decke und Ihres Kissens sind sehr wichtig, um einen guten Schlaf zu haben. Diese Faktoren haben den größten Einfluss auf Ihren Schlaf. Daher empfehle ich dringend für diese Artikel mehr Geld auszugeben, da Sie jeden Tag davon Gebrauch machen.

Gewöhnen Sie sich ab sofort jeden Morgen nur an einen Wecker. Falls es für Sie unmöglich erscheint, dann stellen Sie Ihren Wecker nicht direkt neben sich auf dem Nachtschrank, sondern weiter entfernt auf einer Kommode oder im Flur, sodass Sie aufstehen müssen, um den Wecker abzustellen. Stehen Sie eine Stunde früher auf, wie bisher. Sobald Sie aufstehen, trinken Sie ein Glas lauwarmes Wasser. Um diese Regel zu einer Gewohnheit zu machen, können Sie neben Ihrem Bett eine Flasche Wasser hinstellen oder sogar ein Glas Wasser vorbereiten. Nach dem Sie das Glas Wasser getrunken haben, machen Sie Ihr Bett. Eine kleine Lektion, die in Ihrem Leben vieles bewegen kann. Danach können Sie es sich im Wohnzimmer, auf dem Balkon oder im Schlafzimmer gemütlich machen, um mit der Meditation zu beginnen. Fangen Sie mit drei Minuten an und steigern Sie sich von Tag zu Tag, bis Sie jeden Morgen mindestens zehn Minuten meditieren.

Nach der Meditation begeben Sie sich ins Badezimmer und freuen sich auf eine kalte Dusche. So haben Sie jeden Morgen die Möglichkeit, sich der Angst zu stellen. Das wird Sie definitiv binnen Sekunden in einen ordentlichen Wachmodus bringen, sodass Sie sich frisch und bereit für den Tag fühlen. Nachdem Sie geduscht haben, können Sie Ihr Frühstück vorbereiten. Denken Sie daran, dass das Frühstück die wichtigste Mahlzeit ist und das aus einem plausiblen Grund. Wenn Sie morgens das richtige für Ihren Körper und Ihr Gehirn zu sich nehmen, werden Sie sich länger satt fühlen und Ihr Gehirn wird sehr schnell die nötigen Nährstoffe erhalten, um ordnungsgemäß zu arbeiten. Das ist die wichtigste Regel von allen, daher empfehle ich Ihnen sie nicht zu unterschätzen.

Das sind meine goldenen zehn Regeln, die mein Leben verändert haben. Ich wünsche mir, dass diese Regeln auch Ihre Morgenroutine zur besten Morgenroutine machen und Sie sich in Zukunft wesentlich besser und energievoller fühlen.

Zum Schluss habe ich auf einer Seite alle Regeln aufgelistet, damit Sie bei Bedarf diese eine Seite aufschlagen können.

Ich wünsche Ihnen viel Spaß bei der Umsetzung dieser goldenen Regeln. Über jegliche Art von Feedback würde ich mich sehr freuen. Schreiben Sie mir hierfür einfach eine E-Mail an: s.bhatti@outlook.de

Vielen Dank!

ZUSAMMENFASSUNG

Regel 1 – Vermeiden Sie für eine Stunde Ihr Smartphone

Regel 2 – Trinken Sie jeden Morgen lauwarmes Wasser

Regel 3 – Setzen Sie sich berufliche und private Tagesziele

Regel 4 – Machen Sie Ihr Bett

Regel 5 – Befreien Sie sich von Ihren Gedanken

Regel 6 – Stehen Sie eine Stunde früher auf

Regel 7 – Bereiten Sie Ihre Morgenroutine vor

Regel 8 – Duschen Sie kalt

Regel 9 – Ernähren Sie sich jeden Morgen gesund

Regel 10 – Setzen Sie alle neun Regeln um

Printed in Germany
by Amazon Distribution
GmbH, Leipzig

23537605R00031